Registre du suivi du patient diabétique en service de soins

Etablissement :

_____

_____

_____

Tampon

Patient :

Nom :_____

Prénom :_____

I0485610

Ce registre est destiné à enregistrer quotidiennement les résultats des contrôles de glycémie des patients diabétiques qui bénéficient d'un traitement à l'insuline, ainsi que le lieu du site d'injection afin de faire varier les points d'injection sur le corps. Ce support est utile pour les médecins qui en un clin d'œil visualisent l'évolution de leur patient diabétique, et peuvent réajuster leur prescription en conséquence.

Inscription Chronologiques des protocoles

Date	Docteur	Protocole à appliquer

Suite page 2 ⇨

Remerciements à Madame Anne Béatrice Paquet pour la réalisation du modèle à l'origine du présent registre.

Date	Docteur	Protocole à appliquer

Registre du suivi du patient diabétique

	Matin			Midi			Soir			Observations
Date	G	Dose	Site	G	Dose	Site	G	Dose	Site	

Registre du suivi du patient diabétique

	Matin			Midi			Soir			Observations
Date	G	Dose	Site	G	Dose	Site	G	Dose	Site	

Registre du suivi du patient diabétique

	Matin			Midi			Soir			Observations
Date	G	Dose	Site	G	Dose	Site	G	Dose	Site	

Registre du suivi du patient diabétique

	Matin			Midi			Soir			Observations
Date	G	Dose	Site	G	Dose	Site	G	Dose	Site	

Registre du suivi du patient diabétique

Date	Matin			Midi			Soir			Observations
	G	Dose	Site	G	Dose	Site	G	Dose	Site	

Registre du suivi du patient diabétique

Date	Matin			Midi			Soir			Observations
	G	Dose	Site	G	Dose	Site	G	Dose	Site	

Registre du suivi du patient diabétique

	Matin			Midi			Soir			Observations
Date	G	Dose	Site	G	Dose	Site	G	Dose	Site	

Registre du suivi du patient diabétique

Date	Matin			Midi			Soir			Observations
	G	Dose	Site	G	Dose	Site	G	Dose	Site	

Registre du suivi du patient diabétique

Date	**Matin**			**Midi**			**Soir**			**Observations**
	G	Dose	Site	G	Dose	Site	G	Dose	Site	

Registre du suivi du patient diabétique

Date	Matin			Midi			Soir			Observations
	G	Dose	Site	G	Dose	Site	G	Dose	Site	

Registre du suivi du patient diabétique

Date		Matin			Midi			Soir		Observations
	G	Dose	Site	G	Dose	Site	G	Dose	Site	

Registre du suivi du patient diabétique

Date	Matin			Midi			Soir			Observations
	G	Dose	Site	G	Dose	Site	G	Dose	Site	

Registre du suivi du patient diabétique

Date	Matin			Midi			Soir			Observations
	G	Dose	Site	G	Dose	Site	G	Dose	Site	

Registre du suivi du patient diabétique

		Matin			Midi			Soir		Observations
Date	G	Dose	Site	G	Dose	Site	G	Dose	Site	

Registre du suivi du patient diabétique

Date	Matin			Midi			Soir			Observations
	G	Dose	Site	G	Dose	Site	G	Dose	Site	

Registre du suivi du patient diabétique

Date	Matin			Midi			Soir			Observations
	G	Dose	Site	G	Dose	Site	G	Dose	Site	

Registre du suivi du patient diabétique

Date	Matin			Midi			Soir			Observations
	G	Dose	Site	G	Dose	Site	G	Dose	Site	

Registre du suivi du patient diabétique

Date	Matin			Midi			Soir			Observations
	G	Dose	Site	G	Dose	Site	G	Dose	Site	

Registre du suivi du patient diabétique

	Matin			Midi			Soir			Observations
Date	G	Dose	Site	G	Dose	Site	G	Dose	Site	

Registre du suivi du patient diabétique

	Matin			Midi			Soir			Observations
Date	G	Dose	Site	G	Dose	Site	G	Dose	Site	

Registre du suivi du patient diabétique

	Matin			Midi			Soir			Observations
Date	G	Dose	Site	G	Dose	Site	G	Dose	Site	

Registre du suivi du patient diabétique

Date		Matin			Midi			Soir		Observations
	G	Dose	Site	G	Dose	Site	G	Dose	Site	

Registre du suivi du patient diabétique

Date	Matin			Midi			Soir			Observations
	G	Dose	Site	G	Dose	Site	G	Dose	Site	

Registre du suivi du patient diabétique

Date	Matin			Midi			Soir			Observations
	G	Dose	Site	G	Dose	Site	G	Dose	Site	

Registre du suivi du patient diabétique

Date		Matin			Midi			Soir		Observations
	G	Dose	Site	G	Dose	Site	G	Dose	Site	

Registre du suivi du patient diabétique

	Matin			Midi			Soir			Observations
Date	G	Dose	Site	G	Dose	Site	G	Dose	Site	

Registre du suivi du patient diabétique

	Matin			Midi			Soir			Observations
Date	G	Dose	Site	G	Dose	Site	G	Dose	Site	

Registre du suivi du patient diabétique

	Matin			Midi			Soir			Observations
Date	G	Dose	Site	G	Dose	Site	G	Dose	Site	

Registre du suivi du patient diabétique

Date	Matin			Midi			Soir			Observations
	G	Dose	Site	G	Dose	Site	G	Dose	Site	

Registre du suivi du patient diabétique

Date	Matin			Midi			Soir			Observations
	G	Dose	Site	G	Dose	Site	G	Dose	Site	

Registre du suivi du patient diabétique

Date	Matin			Midi			Soir			Observations
	G	Dose	Site	G	Dose	Site	G	Dose	Site	

Registre du suivi du patient diabétique

Date	Matin			Midi			Soir			Observations
	G	Dose	Site	G	Dose	Site	G	Dose	Site	

Registre du suivi du patient diabétique

Date	Matin			Midi			Soir			Observations
	G	Dose	Site	G	Dose	Site	G	Dose	Site	

Registre du suivi du patient diabétique

Date	Matin			Midi			Soir			Observations
	G	Dose	Site	G	Dose	Site	G	Dose	Site	

Registre du suivi du patient diabétique

Date	Matin			Midi			Soir			Observations
	G	Dose	Site	G	Dose	Site	G	Dose	Site	

Registre du suivi du patient diabétique

Date	Matin			Midi			Soir			Observations
	G	Dose	Site	G	Dose	Site	G	Dose	Site	

Registre du suivi du patient diabétique

Date		Matin			Midi			Soir		Observations
	G	Dose	Site	G	Dose	Site	G	Dose	Site	

Registre du suivi du patient diabétique

	Matin			Midi			Soir			Observations
Date	G	Dose	Site	G	Dose	Site	G	Dose	Site	

Registre du suivi du patient diabétique

	Matin			Midi			Soir			Observations
Date	G	Dose	Site	G	Dose	Site	G	Dose	Site	

Registre du suivi du patient diabétique

Date	Matin			Midi			Soir			Observations
	G	Dose	Site	G	Dose	Site	G	Dose	Site	

Registre du suivi du patient diabétique

	Matin			Midi			Soir			Observations
Date	G	Dose	Site	G	Dose	Site	G	Dose	Site	

Registre du suivi du patient diabétique

Date	Matin			Midi			Soir			Observations
	G	Dose	Site	G	Dose	Site	G	Dose	Site	

Registre du suivi du patient diabétique

	Matin			Midi			Soir			Observations
Date	G	Dose	Site	G	Dose	Site	G	Dose	Site	

Registre du suivi du patient diabétique

Date	Matin			Midi			Soir			Observations
	G	Dose	Site	G	Dose	Site	G	Dose	Site	

Registre du suivi du patient diabétique

Date	Matin			Midi			Soir			Observations
	G	Dose	Site	G	Dose	Site	G	Dose	Site	

Registre du suivi du patient diabétique

Date	Matin			Midi			Soir			Observations
	G	Dose	Site	G	Dose	Site	G	Dose	Site	

Registre du suivi du patient diabétique

Date	Matin			Midi			Soir			Observations
	G	Dose	Site	G	Dose	Site	G	Dose	Site	

Registre du suivi du patient diabétique

	Matin			Midi			Soir			Observations
Date	G	Dose	Site	G	Dose	Site	G	Dose	Site	

Registre du suivi du patient diabétique

Date	Matin			Midi			Soir			Observations
	G	Dose	Site	G	Dose	Site	G	Dose	Site	

Registre du suivi du patient diabétique

	Matin			Midi			Soir			Observations
Date	G	Dose	Site	G	Dose	Site	G	Dose	Site	

Registre du suivi du patient diabétique

Date	Matin			Midi			Soir			Observations
	G	Dose	Site	G	Dose	Site	G	Dose	Site	

Registre du suivi du patient diabétique

	Matin			Midi			Soir			Observations
Date	G	Dose	Site	G	Dose	Site	G	Dose	Site	

Registre du suivi du patient diabétique

Date	Matin			Midi			Soir			Observations
	G	Dose	Site	G	Dose	Site	G	Dose	Site	

Registre du suivi du patient diabétique

Date	Matin			Midi			Soir			Observations
	G	Dose	Site	G	Dose	Site	G	Dose	Site	

Registre du suivi du patient diabétique

Date	Matin			Midi			Soir			Observations
	G	Dose	Site	G	Dose	Site	G	Dose	Site	

Registre du suivi du patient diabétique

	Matin			Midi			Soir			Observations
Date	G	Dose	Site	G	Dose	Site	G	Dose	Site	

Registre du suivi du patient diabétique

	Matin			Midi			Soir			Observations
Date	G	Dose	Site	G	Dose	Site	G	Dose	Site	

Registre du suivi du patient diabétique

Date	Matin			Midi			Soir			Observations
	G	Dose	Site	G	Dose	Site	G	Dose	Site	

Registre du suivi du patient diabétique

Date	Matin			Midi			Soir			Observations
	G	Dose	Site	G	Dose	Site	G	Dose	Site	

Registre du suivi du patient diabétique

Date	Matin			Midi			Soir			Observations
	G	Dose	Site	G	Dose	Site	G	Dose	Site	

Registre du suivi du patient diabétique

Date	Matin			Midi			Soir			Observations
	G	Dose	Site	G	Dose	Site	G	Dose	Site	

Registre du suivi du patient diabétique

Date	Matin			Midi			Soir			Observations
	G	Dose	Site	G	Dose	Site	G	Dose	Site	

Registre du suivi du patient diabétique